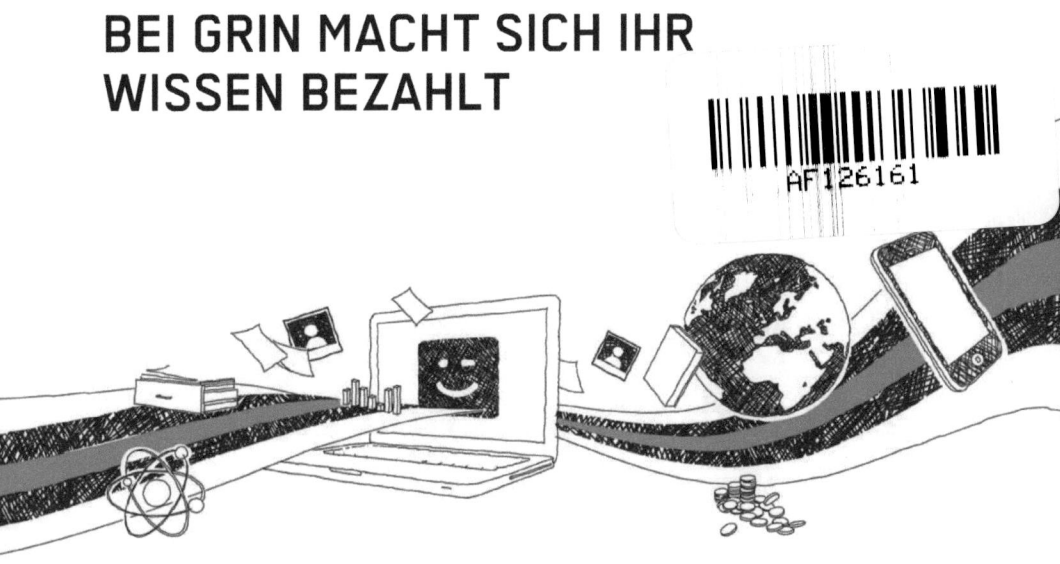
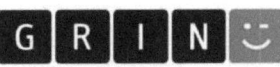

Transtheoretisches Gesundheitsmodell und Selbstwirksamkeitserwartung. Durchführung einer gesundheitspsychologischen Beratung

Jannik Trautwein

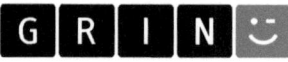

Bibliografische Information der Deutschen Nationalbibliothek:

Die Deutsche Nationalbibliothek verzeichnet diese Publikation in der Deutschen Nationalbibliografie; detaillierte bibliografische Daten sind im Internet über http://dnb.d-nb.de abrufbar.

ISBN: 9783346877581
Dieses Buch ist auch als E-Book erhältlich.

Druck und Bindung: Books on Demand GmbH, Norderstedt Germany
Gedruckt auf säurefreiem Papier aus verantwortungsvollen Quellen

Das vorliegende Werk wurde sorgfältig erarbeitet. Dennoch übernehmen Autoren und Verlag für die Richtigkeit von Angaben, Hinweisen, Links und Ratschlägen sowie eventuelle Druckfehler keine Haftung.

Das Buch bei GRIN: https://www.grin.com/document/1334800

Deutsche Hochschule für
Prävention und Gesundheitsmanagement
Hermann Neuberger Sportschule 3
66123 Saarbrücken

Einsendeaufgabe

Fachmodul: Psychologie des Gesundheitsverhalten

Studiengang: Gesundheitsmanagement

Name, Vorname: Trautwein, Jannik

Studienort: Stuttgart

Semester: WS 2018

Inhaltsverzeichnis

1 Selbstwirksamkeitserwartung

1.1 Definition von Selbstwirksamkeitserwartung

Die Selbstwirksamkeitserwartung (engl. Self-Efficacy) bezieht sich auf die sozial-kogni-
tiven Lerntheorien von Bandura (1997). Unter Selbstwirksamkeitserwartung, beziehungsweise Kompetenzerwartung, versteht man die Überzeugung hinsichtlich der Fähigkeit, Handlungen erfolgreich ausführen zu können (Bandura, 1994).

Menschen mit einer hohen Selbstwirksamkeitserwartung betrachten schwierige Aufgaben als Herausforderung, die gemeistert werden müssen. Eine solche Einstellung weist
reduziertes Stressverhalten und eine geringere Anfälligkeit für Depressionen auf. Menschen, die an ihren Fähigkeiten zweifeln und somit eine geringe Selbstwirksamkeitserwartung haben, scheuen schwierige Aufgaben ab und sehen diese als Bedrohung. Sie ver-
leiten schnell in Stress und Depressionen zu verfallen (Bandura, 1994).

Die Überzeugung der Menschen hinsichtlich ihrer Selbstwirksamkeitserwartung können
von vier Hauptquellen beeinflusst werden. Darunter fallen die Selbstwirksamkeitserwartung durch eigene Erfolgserfahrungen, die erfolgreichen Erfahrungen anderer, die Überzeugung durch das soziale Umfeld und die Veränderung der emotionalen Neigungen
(Bandura, 1994).

1.2 Messung der spezifischen Selbstwirksamkeitserwartung zum Thema „gesunde Ernährung"

Das nachfolgende Diagramm zeigt die Ergebnisse bei einer Messung der spezifischen
Selbstwirksamkeitserwartung zum Thema „gesunde Ernährung". Es wurden fünf Testpersonen aus dem persönlichen Umfeld mit unterschiedlichem Alter, Geschlechts und
verschiedenen Berufsfeldern befragt. Der Fragebogen enthielt 18 Fragen mit Skalenwer-
ten von eins bis fünf (von 1= gar nicht sicher bis 5= ganz sicher). Durch das Aufsummie-
ren der zwölf Antworten ergibt sich der individuelle Testwert. Somit enthält man eine
Mindestpunktzahl von 18 und eine Maximalpunktzahl von 90 Punkten. Je höher die er-
reichte Punktzahl, desto höher ist die spezifische Selbstwirksamkeit zur gesunden Ernährung.

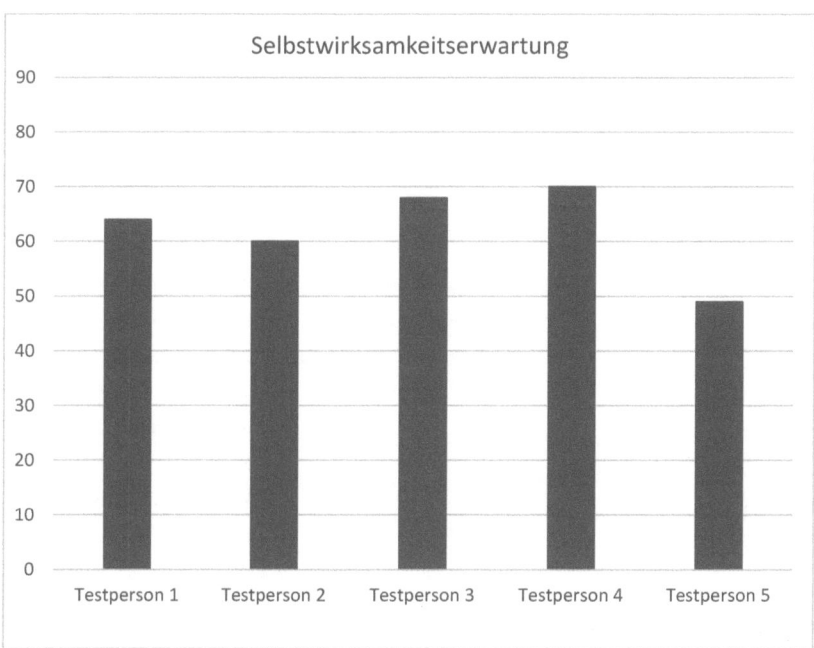

Abb. 1: Spezifischen Selbstwirksamkeitserwartung zur gesunden Ernährung (eigene Darstellung)

Trotz unterschiedlichen Merkmalen weisen alle Testpersonen ähnliche Ergebnisse vor. Lediglich Testperson 5 fällt mit 49 Punkten ein wenig von den anderen Probanden ab. Die höchste Selbstwirksamkeitserwartung, in Bezug auf die gesunde Ernährung, hat Testperson 4 mit einem Score von 70 Punkten. Jedoch dicht gefolgt von Testperson 3 (68 Punkten), Testperson 2 (60 Punkten) und Testperson 1 (64 Punkten). Dies lässt sich darauf zurückführen, dass die Teilnehmer einen ähnlichen Wert auf die gesunde Ernährung legen und dass trotz unterschiedlicher Arbeitsstunden pro Woche, unterschiedlichem sozialen Umfeld und anderen psychischen Merkmalen. Um jedoch ein genaueres Ergebnis zu erreichen sollten Faktoren wie Alter, Geschlecht, berufliches und soziales Umfeld mehr in Betracht gezogen werden. Zusätzlich müssten mehr Testpersonen mit einbezogen werden, um ein repräsentativeres Ergebnis zu erreichen.

1.3 Vergleich zweier Studien zur Selbstwirksamkeitserwartung

Tab. 1: Vergleich zweier Studien zum Thema Selbstwirksamkeitserwartung

	Dohnke et al. (2006)	Schneider & Rief (2007)
Fragestellung (en)	Ist der Einfluss von Ergebniserwartung und Selbstwirksamkeitserwartung auf gute Ergebnisse in einer Rehabilitation, nach Hüftgelenkersatz, zurück zu führen?	Frage 1: Wirken sich Therapiefolgen, in den Bereichen Schmerzbewältigung und Beeinträchtigung, positiv auf die Selbstwirksamkeitserwartung aus. Frage 2: Welche relativen Beiträge die Folgen für die Erfolge zur Steigerung einer Selbstwirksamkeitserwartung leisten.
Stichprobe	- Aus 13 orthopädischen Reha-Kliniken nahmen 1065 Patienten teil. - 60% waren der Patienten waren Frauen. - Das Durchschnittsalter betrug 64,58 Jahre. - Die Hauptdiagnose war zu 92 % Hüftarthrose.	- 319 Patienten mit einem Durchschnittsalter von 47,9 Jahren. - 85,1% der Patienten waren weiblich.
Materialien/Test	- 3 Fragebögen zu Reha-Beginn (T1), am Reha-Ende (T2) und sechs Monate nach Entlassung (T3). - Fragebögen zu Alter und Geschlecht, Schmerzen und eingeschränkte ADL-Funktionen (T1 und T2), Ergebnis- und Selbstwirksamkeitserwartungen (T1), Depressivität und behandlungsbezogene Erfahrungen sowie Arztangaben zum körperlichen Gesundheitszustand (T1).	Fragebogen bei Aufnahme und Entlassung hinsichtlich Selbstwirksamkeitserwartung, Schmerzbewältigung, schmerzbedingter und allgemeinpsychischer Beeinträchtigung.

Untersuchungsdesign	multizentrischen Längsschnittstudie	Feldstudie
Hauptergebnisse	Patienten mit geringeren Schmerzen bzw. weniger eingeschränkte ADL-Einschränkungen zu Reha-Beginn erwarteten für das Reha-Ende ebenfalls mit geringeren ADL-Einschränkungen und weniger Schmerzen. Daraus schließt sich, dass Sie ihre ADL- bezogene Selbstwirksamkeit höher einschätzen. Ebenfalls das Alter und Geschlecht wirkt sich auf die Selbstwirksamkeit aus. Umso jünger der Patienten, desto geringere Schmerzen erwarten sie für das Reha-Ende und umso höher war auch hier die ADL- bezogene Selbstwirksamkeit. Männer erwarteten zum Reha-Ende weniger Schmerzen und eingeschränkte ADL-Funktionen und hatten somit eine höhere ADL- bezogene Selbstwirksamkeit als Frauen.	Die Hypothesen, dass Verbesserungen der Schmerzbewältigung und direkte erlebte und erfragte Therapiefolgen zu einer Verbesserung der Selbstwirksamkeitserwartung beitragen, wurden bestätigt. Die erfolgreiche Reduktion der schmerzbedingten und allgemeinpsychischen Beeinträchtigungen tragen den größten direkten Teil einer Steigerung der Selbstwirksamkeitserwartung bei. Mit der Verbesserung der Schmerzbewältigungsstrategien wird der größte Gesamteffekt erzielt.

Die Selbstwirksamkeit ist bei beiden Studien das behandelte Thema. Jedoch haben sie Unterschiedliche Herangehensweisen die Selbstwirksamkeitserwartung zu überprüfen. Die Studie von Dohnke et al. (2006) befasst sich mit der Fragestellung ob die selbst erworbene Selbstwirksamkeitserwartung einen positiven Einfluss auf die Ergebnisse einer Rehabilitation nach Hüftgelenkersatz hat. Schneider & Rief (2007) hingegen befassen sich mit der Fragestellung ob Therapiefolgen einen positiven Einfluss auf die Selbstwirksamkeitserwartung nehmen. Demnach wurden 319 Patienten mit Hilfe mehrerer Fragebögen untersucht. Deutlich umfangreicher und somit auch um ein Vielfaches repräsentativer ist die Studie von Dohnke et al. (2006). Sie untersuchten 1065 Patienten aus 13 unterschiedlichen orthopädischen Reha-Kliniken, ebenfalls mittels Fragebögen. Somit liegt hier eine multizentrische Längsstudie vor, was bedeutet das nicht alle Patienten die gleichen orthopädischen Maßnahmen erlangen. Dieses Problem haben wir bei der Feldstudie von Schneider & Rief (2007) nicht. Sie konzentrieren sich auf eine Reha-Klinik. Trotz zahlreicher Unterschiede weisen beide Studien viele Gemeinsamkeiten in ihren Ergebnissen auf. Bei beiden Fällen ist die Selbstwirksamkeitserwartung hinsichtlich der Ergebnisse ausschlaggebend. Dohnke et al. (2006) weisen auf, dass eine erhöhte Selbstwirksamkeitserwartung zu Reha-Beginn die Ergebnisse zu Reha-Ende positiv beeinflusst. Bei Schneider & Rief (2007) führen positive Therapiefolgen zu einer Erhöhung der Selbstwirksamkeitserwartung.

2 Literaturrecherche zum Thema Suchterkrankungen

2.1 Definition

„Sucht ist gekennzeichnet durch ein unabweisbares Verlangen nach einem bestimmten Gefühls-, Erlebnis- und Bewusstseinszustand" (Gross, 2016, S. 6).
Allgemein betrachten kann man sagen, dass durch den Konsum von chemischen Stoffen es zu einer Veränderung der Neurotransmitter im Gehirn kommt. Das führt zu einer Veränderung des Bewusstseins oder zu bestimmten Verhaltensweisen. Schlussfolgernd macht demnach nicht die Substanz oder das Verhalten abhängig, sondern das veränderte Erleben (Gross, 2016, S. 6). Jedoch gibt es neben den stoffgebundenen auch stoffungebundene Suchtformen. Es werden heute weitgehend vier substanzungebundene Suchterkrankungen anerkannt. Dazu gehören die Spielsucht, die Online- oder Computersucht, die Kaufsucht und die Arbeitssucht, wie Prim. Prof. Dr. Michael Musalek, Ärztlicher Direktor des Anton-Proksch-Instituts 2014 in Wien, in einem Interview verlauten ließ. Somit „ist das Wesen der Sucht oder die Anthropologie eines Suchtkranken nur schwer zu beschreiben, wenn man auf die Vielfalt der Krankheitsformen schaut" (Bell, 2014, S. 19). Jedoch Gemeinsamkeiten kann man an dem Ziel der Verhaltensweisen erkennen. Es geht darum raus aus dem jetzigen Erleben zu kommen, um eine Änderung des Bewusstseinszustandes zu erfahren (Gross, 2016, S. 8).

2.2 Theoretische Grundlagen

Die Sucht wird in drei Ebenen aufgeteilt. Dazu gehört neben der körperlichen Abhängigkeit und der psychischen Abhängigkeit auch die zunehmende Beeinträchtigung der alltäglichen sozialen Lebensführung. Demnach gibt es nicht einen bestimmten Grund, der zu einem süchtigen Verhalten führt, sondern vielmehr ein Zusammenfluss von mehreren Faktoren. Demnach kann süchtiges Verhalten als Spannungsabbau dienen, um Rauscherlebnisse vermittelt zu bekommen oder auch um Anerkennung durch andere zu erlangen (Gross, 2016, S. 7). Außerdem legt Gross (2016), als Hauptkriterium einer Suchterkrankung, die Toleranzentwicklung und die Entzugserscheinungen fest. Zusätzlich verliert der Betroffene an Kontrolle über den Gebrauch der Suchtmittel oder im schlimmsten Fall ist diese schon gar nicht mehr vorhanden.

2.3 Entstehung

Es existiert keine einheitliche Entstehung beziehungsweise eine Aufrechterhaltung von substanzgebundenen Abhängigkeiten (Bachmann & El-Akhras, 2014, S. 10).
Das Teufelskreismodell (Abb. 2) zeigt jedoch das Zusammenspiel von den negativen Folgeerscheinungen mit der Einnahme stoffgebundener Suchtmittel.
„Die positive Wirkung einer spannungslösenden und/oder euphorisierenden Substanz jeweils von unterschiedlichen negativen Folgen (psychisch, körperlich, sozial) begleitet ist, die wiederum, um diese zu lindern, ein erhöhtes Verlangen nach der Substanz begünstigen" (Bachmann & El-Akhras, 2014 S. 10; zitiert nach Küfner, 1981). Zu den positiven Auswirkungen zählen Entspannung beziehungsweise auch Anregungen. Im Umkehrschluss können ein negatives Selbstwertgefühl, Entzugserscheinungen oder auch soziale Konflikte zu den negativen Folgen einer Suchterkrankung gehören.

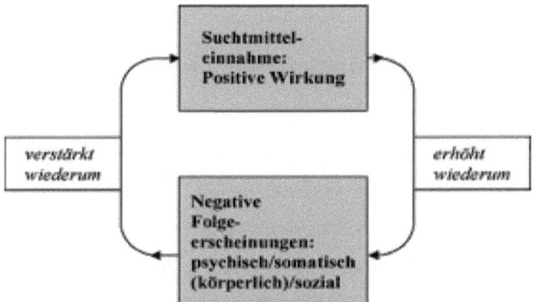

Abb. 2: Teufelskreismodell (Mod. nach Küfner, 1981)

2.4 Überblick über aktuelle Daten und Zahlen

„Der Konsum von Alkohol führt zu erheblichen gesundheitlichen, sozialen und gesell-
schaftlichen Schäden. In den Hoch-Einkommens-Ländern der Welt gehört er zu den füh-
renden vermeidbaren Ursachen für Krankheit und Tod" (BZgA, 2016, S.15; zitiert nach
GBD 2013 Risk Factors Collaborators, 2015). In Deutschland sterben rund 56.000 Män-
ner und 18.000 Frauen aufgrund von übermäßigem Alkoholkonsum (John & Hanke,
2002).

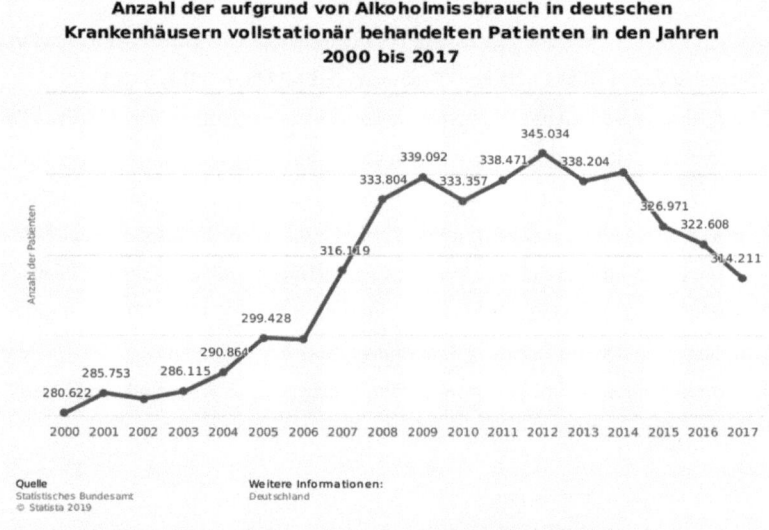

Abb. 3: Vollstationär behandelte Patienten wegen Alkoholmissbrauch (Statistisches Bundesamt, 2018)

Die Statistik zeigt die Anzahl der Patienten, die aufgrund von Alkoholmissbrauch in deutschen Krankenhäusern vollstationär in den Jahren von 2000 bis 2017 behandelt wurden.
Nach einem Aufstieg ab 2002 mit ungefähr 286.000 behandelten Personen und dem ab-
soluten Höhepunkt gegen 2012 mit 345.034 Patienten, fällt die Kurve bis 2017 auf einen
Wert von 314.211. Vergleicht man jedoch die Anzahl der Patienten um 2000 (280.622
Patienten) mit den Zahlen von 2017 sieht man eine deutliche Steigerung in Bezug auf die
vollstationär behandelten Personen in deutschen Krankenhäusern. Schlussfolgernd lässt
sich sagen, der Trend war von 2000 bis zum Jahr 2012 stetig wachsend. Jedoch kann man
einen Rückgang in den deutschen Krankenhäusern verbuchen.

Diesen abfallenden Trend bestätigt auch die nächste Statistik (Abb. 4). Die Statistik zeigt den Anteil der Jugendlichen und jungen Erwachsenen in Deutschland, der mindestens wöchentlich in den letzten zwölf Monaten Alkohol konsumiert im Zeitraum von 1973 bis 2016. Mehr als 25 % der 12- bis 17-Jährigen gaben 1979 noch an wöchentlich Alkohol zu konsumieren. 2016 ist diese Anzahl auf rund 10 % gefallen. Somit ist der regelmäßige Alkoholkonsum unter Jugendlich geringer als in jeder Befragung zuvor (BZgA, 2017, S. 37). Auch bei den jungen Erwachsenen im Alter von 18 bis 25 Jahren ist langfristig ein deutlicher Rückgang zu erkennen. 1973 bestätigten noch 68 % regelmäßig Alkohol zu konsumieren. 2016 liegt dieser Wert noch bei knapp über 30 %.

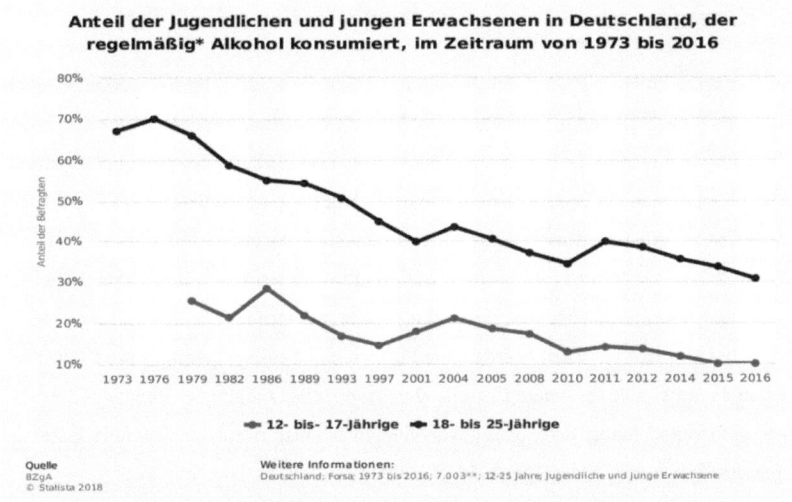

Abb. 4: Alkoholkonsum in Deutschland von Jugendlichen und jungen Erwachsenen (BZgA, 2017)

2.5 Präventions- und Interventionsprogramme zur Reduktion von Gesundheitsrisiken

„Verhaltenspräventive Maßnahmen zielen darauf ab, den Alkoholkonsum durch Beeinflussung des individuellen Verhaltens zu verringern" (Kraus, Müller & Pabst, 2008). Dazu wird zwischen Primär-, Sekundär-, und Tertiärpräventiven Maßnahmen unterschieden. Primärpräventive Maßnahmen richten sich an die komplette Bevölkerung oder an Risikogruppen. Hierzu wird versucht, dass mögliche Probleme durch den Alkoholkonsum nicht entstehen. Ziel dieser Maßnahme ist es über die schwerwiegenden Folgen von Alkoholmissbrauch zu informieren. Die sekundärpräventiven Maßnahmen richten sich

ebenfalls an Risikogruppen. Sie dienen zur Früherkennung von möglichen Alkoholprob-
lemen. Die Hauptbereiche der Frühintervention sind zum einen das Arbeitsleben und zum
anderen die medizinische Versorgung. Hierzu wurden die Krankenkassen und Berufsge-
nossenschaften zur Unterstützung verpflichtet, um bei Präventionsprogrammen mit zu
fungieren. Tertiärprogramme werden dann in Anspruch genommen, wenn eine Abhän-
gigkeitserkrankung vorliegt. Dies betrifft die Hochrisikogruppen, welche nur einen klei-
nen Teil der Bevölkerung ausmachen. Hierzu werden Entzugsbehandlungen, die vom Ar-
beitnehmer zu entrichten sind oder Entwöhnungsbehandlungen, welche in den Leistungs-
bereich der Rentenversicherung fallen, eingesetzt (Kraus, Müller & Pabst, 2008).

2.6 Konsequenzen für eine gesundheitsorientierte Beratung

Eine Beratung im Hinblick auf den Alkoholmissbrauch fordert sehr viel Geduld. Jedoch
können auch nach längeren Suchtkarrieren Fortschritte erzielt werden (Maercker, 2014,
S. 282). Zu Beginn einer Beratung muss das Vertrauen eines Patienten gewonnen werden.
Demnach kann man ein Problembewusstsein bei dem Patienten schaffen, um somit Ziele
zu schaffen welche gemeinsam aufgestellt worden sind (Maercker, 2014, S. 282). Demnach sollte das Verhalten stabilisiert werden und im besten Fall ein Richtungswechsel
beziehungsweise eine Konsumverringerung eingeleitet werden. Bei Suchterkrankungen,
speziell bei älteren Menschen, werden alle Formen und Settings herangezogen. Darunter
fallen ambulante oder stationäre Einzel- oder Gruppenbehandlungen. Ebenfalls die Verfahren sind vielschichtig. So gibt es psychodynamisch inspirierte oder kognitiv-behavio-
ral basierte Verfahren. Maercker, 2014, S. 282).

3 Beratungsgespräch

3.1 Einordnung des Gesundheitsverhalten in das Transtheoretische
Gesundheitsmodell (TTM)

Frau Maier befindet sich, aufgrund ihrer Verhaltensänderung hinsichtlich ihres Verlan-
gens etwas gegen ihr Übergewicht zu tun, in der dritten Phase, auch bekannt unter der
Vorbereitungsphase („preparation"), des Transtheoretischen Modells nach Prochaska und
DiClemente (1982). Die Phasen der Absichtslosigkeit (Stufe 1) und der Absichtsbildung
(Stufe 2) hat sie überwunden, da sie selbst erste Schritte zur Verhaltensänderung getan
hat. Das wird deutlich an der Aussage, dass sie ihr Gewicht verlieren möchte aber noch

nicht weiß wie. Hier erkennt man auch, dass der Rubikon überschritten wurde und eine Handlungsintention vorhanden ist. Nun gilt es Frau Maier hinsichtlich ihres Übergewichtes so zu beraten, dass sie die Stufe der Vorbereitung überschreitet und über die Phase der Handlung (action) zur letzten Phase, der Aufrechterhaltung (maintenance), gelangt. Die Phase der Intention spielt bei dem Erreichen des Ziels eine große Rolle. Um einen optimalen und individuell maßgeschneiderten Plan erstellen zu können muss man Frau Maier besser kennen lernen. Hierzu müssen die wahren Motive und Beweggründe, durch offene Fragen, herausgefunden werden. Wichtig hierbei ist die Beziehungsebene zwischen dem Kunden und dem Berater. Des Weiteren muss, durch eine offene und gezielte Fragestellung, ein Problembewusstsein geschaffen werden, womit Frau Maier selbst die Erkenntnis erlangt eine Verhaltensänderung durchzuführen. Ziel der Intentionsphase ist die Überschreitung des Rubikon und die Erarbeitung eins handlungswirksamen Ziels. Das kann durch eine Kosten-Nutzen-Waage stattfinden. Hierbei werden Vor- und Nachteile einer Verhaltensänderung verglichen. Dabei sollten, nach der Schaffung des Problembewusstseins, die Vorteile überwiegen. Wichtig dabei ist, dass der Berater unterstützend tätig ist und keine Ideen aufzwängt. Mögliche Barrieren müssen ebenfalls vom Kunden und Berater beseitigt werden. Erst dann kann ein handlungswirksames Ziel nach der SMART-Formel erarbeitet werden. SMART bedeutet spezifisch, messbar, attraktiv, realistisch und terminiert. Jedoch gibt es nicht nur das übergeordnete Ziel, sondern auch viele kleine, meist mit Meilensteinen verbundenen, Zwischenziele. Je nach erreichen oder nicht erreichen dieser Zwischenziele kann man kleine Operatoren einbauen, welche diesbezüglich eine belohnende oder bestrafende Rolle einnehmen. Diese Teilziele und Operatoren werden in der präaktionalen Volitionsphase vom Berater angesprochen. Ziel dieser Phase und schlussendlich auch das Ziel der Beratung ist es konkrete und umsetzbare Handlungstrategien zu entwickeln, welche die Erhöhung der Selbstwirksamkeitserwartung zur Folge hat.

3.2 Rolle des Beraters in einer gesundheitspsychologischen Beratung

Der Berater fungiert als Begleiter und nimmt eine personenzentrierte Haltung ein. Er unterstützt die Kunden, sodass sie selbst einen Weg zu ihrem Gesundheitsziel finden. Er entwickelt dabei selbst keine eigenen Ideen, sondern fördert seine Klienten, dass sie mögliche Optionen selbst finden. Der Redeanteil sollte 20% bei dem Berater und 80% bei dem Klienten betragen. Deshalb ist die Fähigkeit des aktiven Zuhörens sehr wichtig. Er sollte seine Klienten wertschätzen und die Ideen ernst nehmen. Ebenfalls sollten die Klienten für kleine Schritte gelobt werden. Ein guter Berater wirkt überzeugend und versucht nicht die Kunden mit seinen Ideen zu überreden.

Bevor ein Gespräch beginnt, sollte der Berater organisatorisch aber auch mental auf das Gespräch vorbereitet sein. Dazu gehören perfektes Terminmanagement, Beschaffung der Unterlagen und Materialien, Kenntnis über alle vorhandenen Informationen des Kunden und die Einstellung, mit welcher man sich in ein Gespräch begibt. Da Dienstleistungen immateriell sind, bedarf es einem großen Vertrauen diese Dienstleistungen zu kaufen. Das ist entscheidend für den Berater da dieser in diesem Moment als einziger greifbar ist. Über den Berater wird das Vertrauen zum Unternehmen aufgebaut. Deshalb sollte der Berater auf ein gepflegtes Erscheinungsbild achten. Ebenfalls die Aufnahme des Blickkontakts zum Kunden, kann zur Verbesserung der Beziehungsebene führen. Über Körperhaltung, Mimik und Gestik versichert der Berater eine gewissen Wertschätzung, welche den Einstig in ein Gespräch erleichtert.

Zur Kontaktaufnahme gehört ebenfalls die eigene Vorstellung mit dem Namen und der Aufgabe im Unternehmen. Das dient ebenfalls dazu, dass der Klient seinen Namen, in den meisten Fällen, auch nennt. Die persönliche Ansprache wirkt sich positiv auf die Beziehungsebene aus. Diese gehört zu den wichtigsten ersten Schritten einer Beratung. Sie entscheidet maßgeblich über den Erfolg der Beratung. Themen wie Urlaub, Hobbies, Beruf oder auch das Finden von Gemeinsamkeiten fördern die Sympathie und mit ihr die Beziehungsebene. Zuletzt spielt die Kommunikation eine übergeordnete Rolle. Die Hauptinformationsquelle zwischen Berater und Klient ist die verbale Kommunikation. Mit ihr kann der Berater am besten den Klienten beeinflussen. Nach Bänsch (2006) führen folgende Grundsätze zu Verbesserung der Kommunikation. Durch einsetzen von Substantiven und Adjektiven wird die Glaubwürdigkeit und Präzision gesteigert. Des Weiteren sollen Fremdwörter nur bedingt benutzt werden und falls nötig erklären. Da sie für Verständnisprobleme sorgen können. Zusätzlich wirken positive und kurze Sätze einprägsamer und verständlicher. Auch die nonverbale Kommunikation spielt eine große Rolle. Durch unsere Körpersprache wie Gestik, Mimik und Körperhaltung ist sehr entscheidend wie wir kommunizieren. Das belegt auch die Aussage von Backwinkel & Sturtz (2006), dass unser Fachwissen lediglich 7% von dem was wir sagen ausmacht.

Somit ist die verbale als auch die nonverbale Kommunikation von großer Bedeutung hinsichtlich der positiven Beziehungsebene.

3.3 Gesprächsverlauf

Berater: „Hallo Frau Maier. Ich freue mich Sie in unserer Einrichtung begrüßen zu dürfen. Mein Name ist Jannik Trautwein."

Kunde: „Hallo Jannik. Ich heiße Johanna. Du darfst mich auch gerne duzen."

Berater: „Vielen Dank! Möchtest du etwas trinken Johanna?"

Kunde: „Sehr gerne! Ich würde ein stilles Wasser nehmen."

Berater: „Perfekt. Ich bringe dir dein Getränk. Setz dich doch schonmal."

Kunde: „Dankeschön!"

Berater: „So Johanna, hast du gut zu uns gefunden?"

Kunde: „Ja sehr gut. Die Einrichtung ist perfekt ausgeschrieben, so dass ich keine Probleme hatte. Auch die Parkplatzsituation ist sehr gut!"

Berater: „Das freut mich, wenn das alles funktioniert hat! Was sind denn deine Bewegründe das du uns aufgesucht hast?"

Kunde: „Nun ja, als ich noch jünger war habe ich viel Sport getrieben. Ich war mehrmals die Woche joggen und war zusätzlich noch regelmäßig schwimmen. Nach der Geburt meiner Kinder, vor vier und vor sieben Jahren, fand ich kaum mehr Zeit dem Sport nach zu gehen. Als Hausfrau mit Kindern und Haushalt war es für mich anstrengend genug alles unter einen Hut zu bekommen. Zumal mein Mann immer den ganzen Tag arbeitet und erst gegen Abend heimkommt. Außerdem habe ich auch viel lieber mit meiner Familie Zeit verbracht als mich beim Joggen zu quälen. Das hat sich leider auch auf mein Gewicht ausgewirkt. Meiner Meinung nach habe ich 20 Kilogramm zu viel. Diese sollten im besten Fall wieder runter. Ich würde so gerne nochmal in mein Hochzeitskleid passen. Das wäre mein Wunsch."

Berater: „Du bist nicht die einzige Frau, der es schwer fällt Familie und Haushalt unter einen Hut zu bringen. Kochst du dann auch immer für die ganze Familie?"

Kunde: „Ja, zumindest so gut es geht. Manchmal habe ich keine Zeit und koche schnell irgendwas oder es kam auch schon vor das ich etwas bestellt habe. Auch wenn ich weiß, dass dies nicht gesund ist"

Berater: „Ok Johanna. Alles zu bewältigen ist keine leichte Aufgabe. Wie sieht bei dir eine typische Woche denn aus?"

Kunde: „Also, morgens mach ich für alle Frühstück und die Vesper für die Kinder. Diese sind belegt entweder mit Wurst, Käse oder auch Nutella. Dann bringe ich die Kinder zum Kindergarten beziehungsweise den Großen in die Schule. Danach fahre ich selbst zur Arbeit bis ich die Kinder wieder abhole. Daheim gibt es dann Mittagessen. Das darf nicht zu lange dauern, da die Kinder sehr hungrig sind. Nachmittags kümmere ich mich um den Haushalt oder spiele mit den Kindern. Zweimal die Woche gehe ich nachmittags auch einkaufen. Gegen Abend, wenn mein Mann heimkommt, gibt es noch Vesper und wir beenden den Tag, indem wir noch ein bisschen fernsehen. Samstags kümmern sich mein Mann und ich um den Wocheneinkauf und den Hausputz. Sonntags unternehmen wir meistens was mit den Kindern."

Berater: „Wow! Das hört sich nach einer umfangreichen Woche für dich an. Was würdest du speziell auf dein aktuelles Verhalten als Vor- und was als Nachtteil sehen?"

Kunde: „Vorteile sehe ich drin, dass ich viel Zeit mit meinen Kindern hab. Außerdem beim Kochen brauche ich weniger Zeit und koche das was da ist und was den Kindern schmeckt. Ein großer Nachteil ist das sich die Situation mit meiner Figur nicht verbessern wird.

Berater: „Fragen wir mal so, was würde speziell mit deinem Gewicht passieren, wenn du dich weiterhin so verhältst wie du es in deinem Wochenplan geschildert hast?"

Kunde: „Ich denke, dass ich weiter zunehmen werde. Irgendwann wird es wahrscheinlich so viel sein, dass ich nicht mehr mit meinen Kindern spielen, geschweige denn auf dem Spielplatz toben kann."

Berater: „Johanna sieht so für dich eine glückliche Zukunft aus?"

Kunde: „Auf keinen Fall! Zusätzlich würde wahrscheinlich mein Mann mich nicht mehr attraktiv finden. Das wäre für mich nicht tragbar!"

Berater: „Das kann ich sehr gut nachvollziehen. Was würdest du denn für dich gewinnen, wenn du dein Verhalten ändern würdest?

Kunde: „Ich würde mich wohler fühlen in meiner Haut. Zusätzlich hätte ich eine schönere Figur und würde meinem Mann wieder besser gefallen und besonders schön wäre es wieder in mein Hochzeitskleid zu passen. Außerdem denke ich würde ich vielleicht ein paar neue Leute kennen lernen."

Berater: „Du hast sehr schöne Vorstellungen Johanna. Ich bin mir sogar ziemlich sicher, dass du hier mit der ein oder anderen Person dich anfreundest und möglicherweise könntest du mit dieser Person dann zum Training kommen. Wenn du jetzt auch mal in die weiter Zukunft blickst, siehst du auch da Vorteile für dich?"

Kunde: „Ich denke schon. Ich würde mein Krankheitsrisiko verringern und somit auch mein Rentenalter genießen können."

Berater: „Perfekt! Das notieren wir mal so. Was würdest du als Schwierigkeiten sehen?"

Kunde: „Nun ja, ich hätte weniger Zeit mit der Familie und es kostet ja auch ein bisschen"

Berater: „Klar wird es etwas kosten, aber du investierst in deine Gesundheit. Schau mal, wenn wir die positiven Aspekte neben die negative stellen. Was fällt dir dabei auf."

Kunde: „Mir fällt sofort auf, dass ich mehr positive als negative Aspekte habe. Also wäre es für mich bedeutend besser Sport zu treiben, um meine überschüssigen Pfunde los zu werden."

Berater: „Perfekt! Was könnte dir noch im Weg stehen?"

Kunde: „Ehrlich gesagt weiß ich nicht ob ich das alles koordiniert bekomme. Zusätzlich müsste ich ja auch meine Ernährung umstellen.

Berater: „Das Thema Ernährung können wir bei einem extra Termin ansprechen. Da könnte ich dann schonmal ein paar Tipps und Tricks herausarbeiten. Zum Thema Koordination bin ich mir sicher, dass du schon weitaus schwierigere Dinge gemeistert hast."

Kunde: „Das stimmt wohl. Vor fünf Jahren haben wir unser Haus renoviert. Ich hatte damals ein zweijähriges Kind und mit dem zweiten war ich schwanger. Nebenher habe ich trotzdem noch meinen Job ausgeübt. Ich bin immer nach der Arbeit nach Hause gefahren, um für die Familie zu kochen. Danach habe ich auf unserer Baustelle mitgeholfen, zumindest soweit es körperlich ging. Das war eine sehr anstrengende Zeit."

Berater: „Wow, du scheinst eine richtig starke Frau zu sein. Nach so einer harten Zeit sollten ein paar Stunden Sport die Woche doch auch möglich sein. Denkst du nicht auch?"

Kunde: „Da hast du vollkommen Recht. Theoretisch könnte mein Mann, wenn er heimkommt auf die Kinder aufpassen, solange ich beim Sport bin."

Berater: „Das klingt doch sehr gut. Somit könnte dein Mann dich bei deinem Vorhaben unterstützen. Wie würdest du denn dein Ziel konkretisieren? Ist es das Hochzeitskleid, in das du wieder passen möchtest?"

Kunde: „Genau, das wäre mein größter Wunsch. An meiner Hochzeit habe ich noch ungefähr 68 Kilogramm gewogen. Da möchte ich wieder hin. Also 20 Kilogramm müssen wieder runter. Am besten bis Dezember. Da wollen mein Mann und ich uns nochmal das Ja-Wort geben."

Berater: „Eine wunderschöne Vorstellung und eine perfekte Motivation die du hast. Das ist zwar keine einfache Aufgabe aber mit der Überzeugung, die du an den Tag legst, bin ich mir sicher, dass du es schaffst. Gibt es Zwischenziele, die du erreichen möchtest?"

Kunde: „Ja. Im August gehen wir in Urlaub, da möchte ich eine Kleidergröße kleiner haben. Um am Strand eine gute Figur zu machen und mich wohl zu fühlen."

Berater: „Das klingt nach einem schönen Urlaub am Meer. Wäre das deine Art dich zu belohnen oder gibt es vielleicht auch noch andere Dinge.

Kunde: „Das wäre allemal eine große Genugtuung für mich. Belohnen würde ich mich zusätzlich mit neuen Schuhen, welche ich immer dann kaufen darf, wenn ich 5 Kilogramm verloren hab."

Berater: „Perfekte Idee. Möglicherweise kauft die Schuhe sogar dein Mann, um dich auch in der Hinsicht zu unterstützen."

Kunde: „Das wäre großartig!"

Berater: „So Johanna, was ist nun der nächste Schritt, den du gehen wirst."

Kunde: „Erst einmal werde ich meinem Mann berichten, dass ich mit dem Sport anfangen werde und er an zwei bis drei Abende auf mich verzichten muss. Danach würde ich sofort eine Mitgliedschaft ausfüllen, um an meinem Ziel zu arbeiten. Ich bin schon sehr aufgeregt, ich möchte am liebsten gleich loslegen."

Berater: „Das freut mich sehr Johanna. Gibt es sonst noch etwas was dich in deinem Vorhaben in den Weg stellen könnte?"

Kunde: „Nein. Ich bin voller Tatendrang etwas zu tun. Die Vorfreude ist riesig."

Berater: „Ich sehe dich auch auf einem sehr guten Weg! Lass uns doch gleich einen Termin ausmachen. Dann musst du uns nicht mehr zusätzlich kontaktieren."

Kunde: „Ja gerne. Was gäbe es denn für Termine?"

Berater: „Ich kann dir den Donnerstag gegen 17 Uhr oder Freitag um 20 Uhr anbieten."

Kunde: „Am liebsten sofort. Aber der Donnerstag passt perfekt! Mein Mann hat gerade noch Urlaub, weshalb er auf die Kinder aufpassen kann."

Berater: „Sehr schön dann trage ich dich ein. Gibt es sonst noch etwas das ich für dich tun kann:"

Kunde: „Nein, ich bin wunschlos glücklich. Ich freue mich riesig auf meinen neuen Lebensabschnitt."

Berater: „Dann bin ich auch glücklich, wenn es dir so gefällt. Ich bedanke mich für das großartige Gespräch und freue mich auf Donnerstag zu unserem Starttermin."

Kunde: „Ich habe zu Danken. Das hast du super gemacht. Ich freue mich auch!"

Berater: „Komm gut nach Hause und bis Donnerstag."

4   Literaturverzeichnis

Bundeszentrale für gesundheitliche Aufklärung (2016). *Der Alkoholkonsum Jugendlicher und Junger Erwachsener in Deutschland.* Köln: Bundeszentrale für gesundheitliche Aufklärung.

Bachmann, M., & Andrada El-Akhras. (2014). *Lust auf Abstinenz.* Zürich, Konstanz: Springer-Verlag.

Bandura, A. (1994). Self-efficacy. Standford University .

Bell, A. (2014). *Philosophie der Sucht. Medizinische Leitlinien für den Umgang mit Abhängigkeitskranken.* Frankfurt am Main: Springer-Verlag.

Gross, W. (2016). *Was Sie schon immer über Sucht wissen wollten.* Offenbach: Springer-Verlag.

John, U., & Hanke, M. (3. May 2002). Alcohol-Attributble mortality in a high per capitan consumption country - Germany. Greiffswald, Germany.

Kraus, L., Müller, S., & Pabst, A. (2008). *Alkoholpolitik.* München: Georg Thieme Verlag.

Maercker, A. (2014). *Alterspsychotherapie und klinische Gerontopsychologie.* Zürich: Springer-Verlag.

Muslek, M., Mechtcheriakov, S., & Yazdi, K. (2. Dezember 2014). Nicht substanzgebundene Suchterkrankungen. (D. A. Lindemeier, Interviewer)

5   Abbildungs- und Tabellenverzeichnis

5.1 Abbildungsverzeichnis

5.2 Tabellenverzeichnis

BEI GRIN MACHT SICH IHR WISSEN BEZAHLT

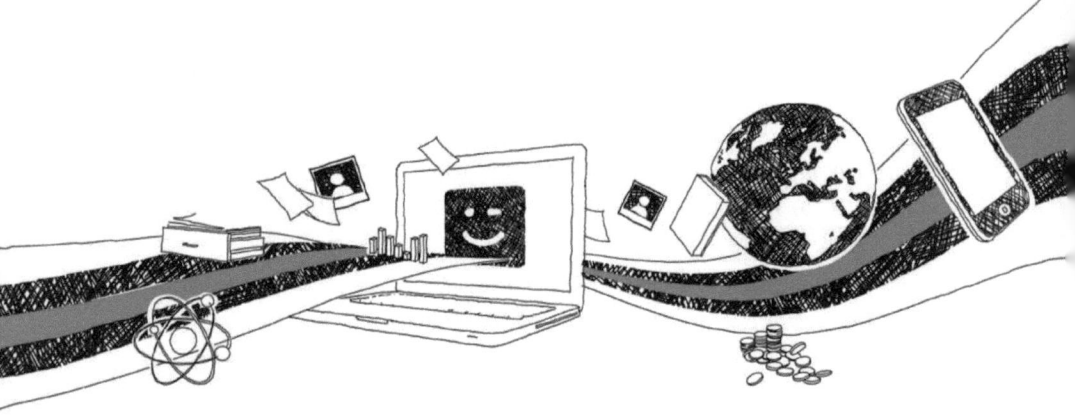

- Wir veröffentlichen Ihre Hausarbeit,
  Bachelor- und Masterarbeit

- Ihr eigenes eBook und Buch -
  weltweit in allen wichtigen Shops

- Verdienen Sie an jedem Verkauf

Jetzt bei www.GRIN.com hochladen
und kostenlos publizieren

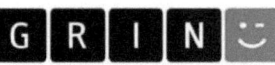